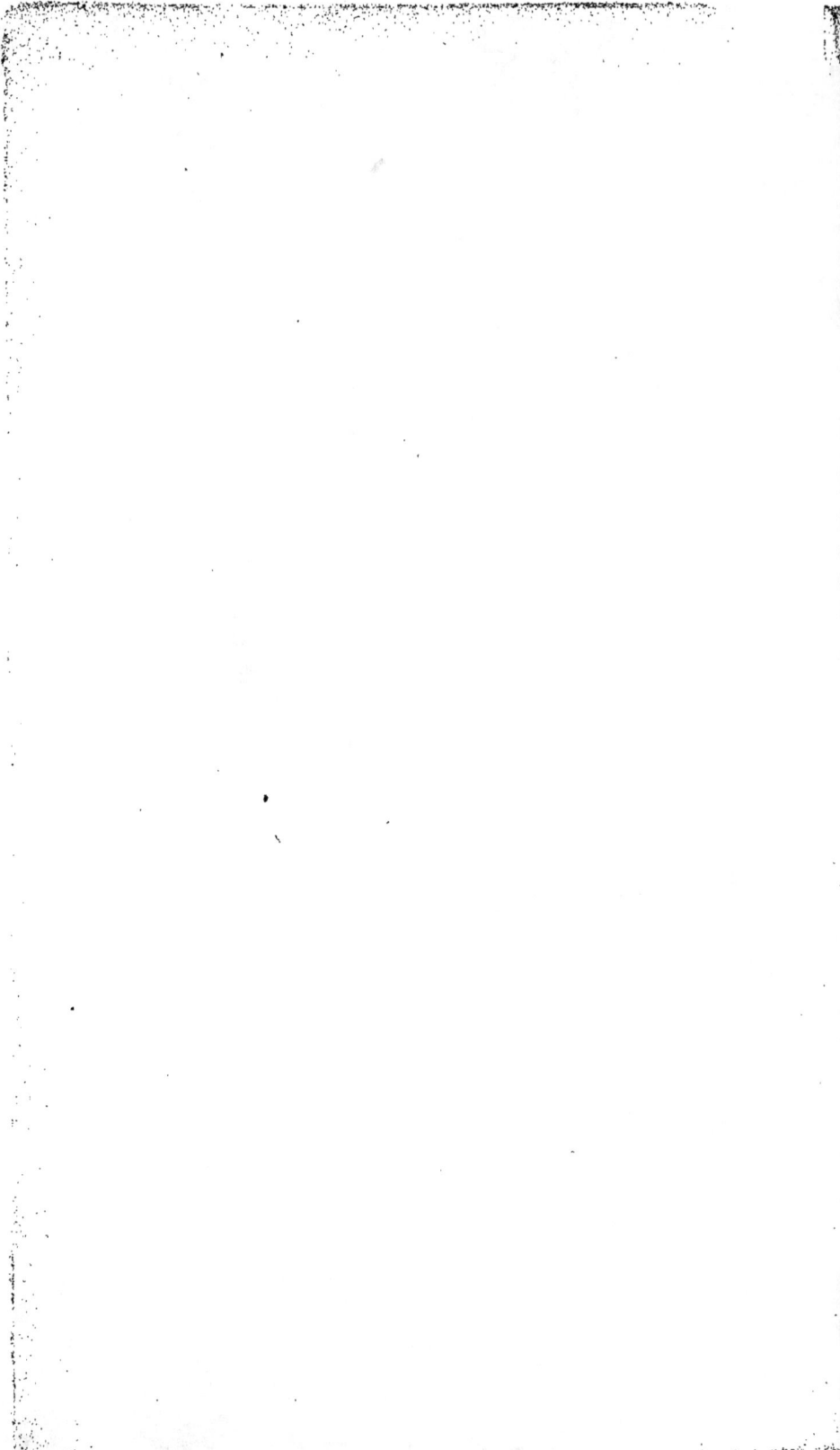

PATHOLOGIE COLONIALE

La
Condition des Aliénés

dans les Colonies Françaises
Anglaises et Néerlandaises d'Extrême-Orient

PAR

M. E. JEANSELME
PROFESSEUR AGRÉGÉ, MÉDECIN DES HOPITAUX DE PARIS

Extrait de *La Presse Médicale* (N° 63, 9 Août 1905).

PARIS
MASSON et Cie, Éditeurs
120, BOULEVARD SAINT-GERMAIN, 120 .
—
1905

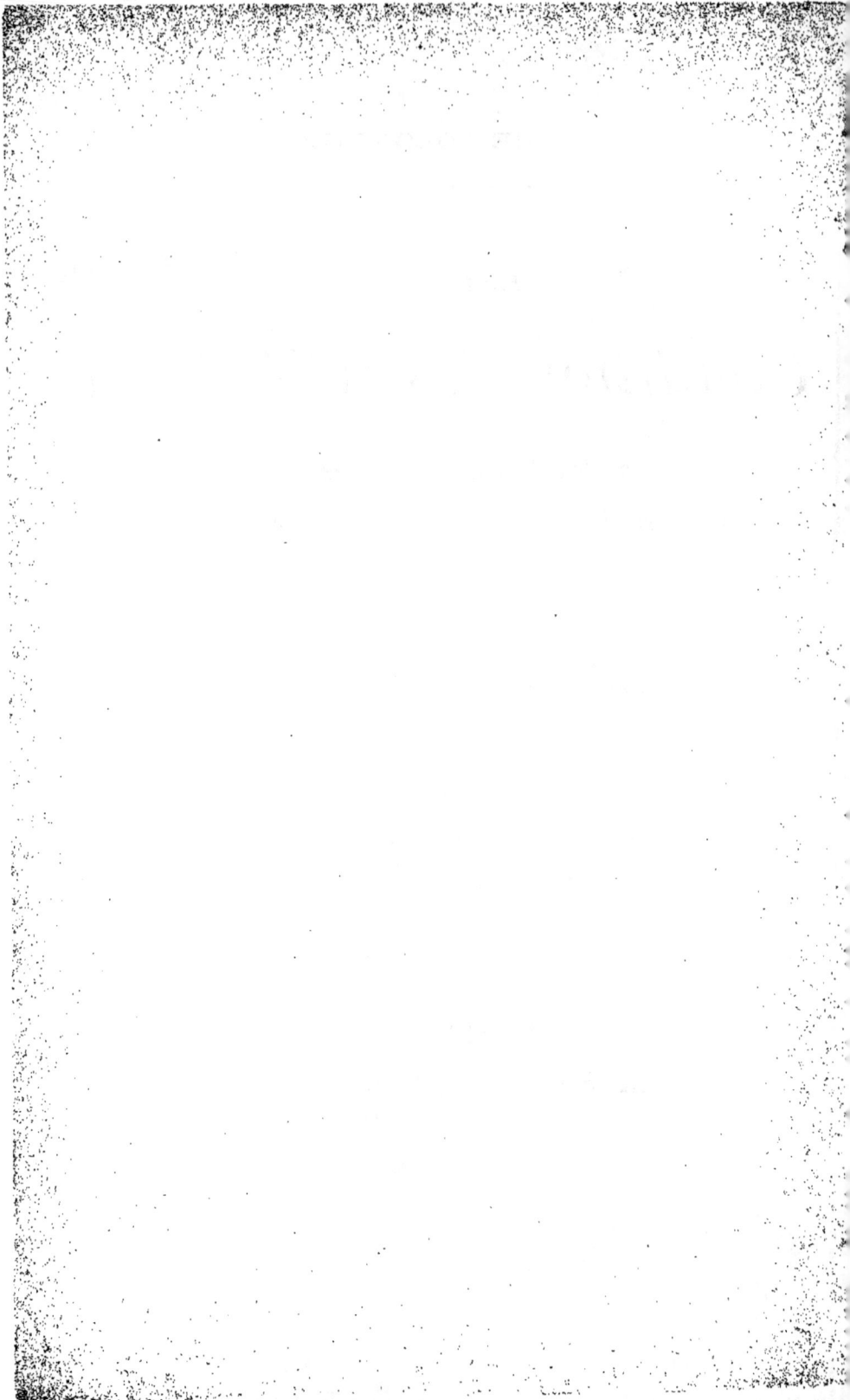

PATHOLOGIE COLONIALE

La
Condition des Aliénés

dans les Colonies Françaises
Anglaises et Néerlandaises d'Extrême-Orient

PAR

M. E. JEANSELME

PROFESSEUR AGRÉGÉ, MÉDECIN DES HOPITAUX DE PARIS

Extrait de *La Presse Médicale* (N° 63, 9 Août 1905).

PARIS

MASSON et Cie, ÉDITEURS

120, BOULEVARD SAINT-GERMAIN, 120

1905

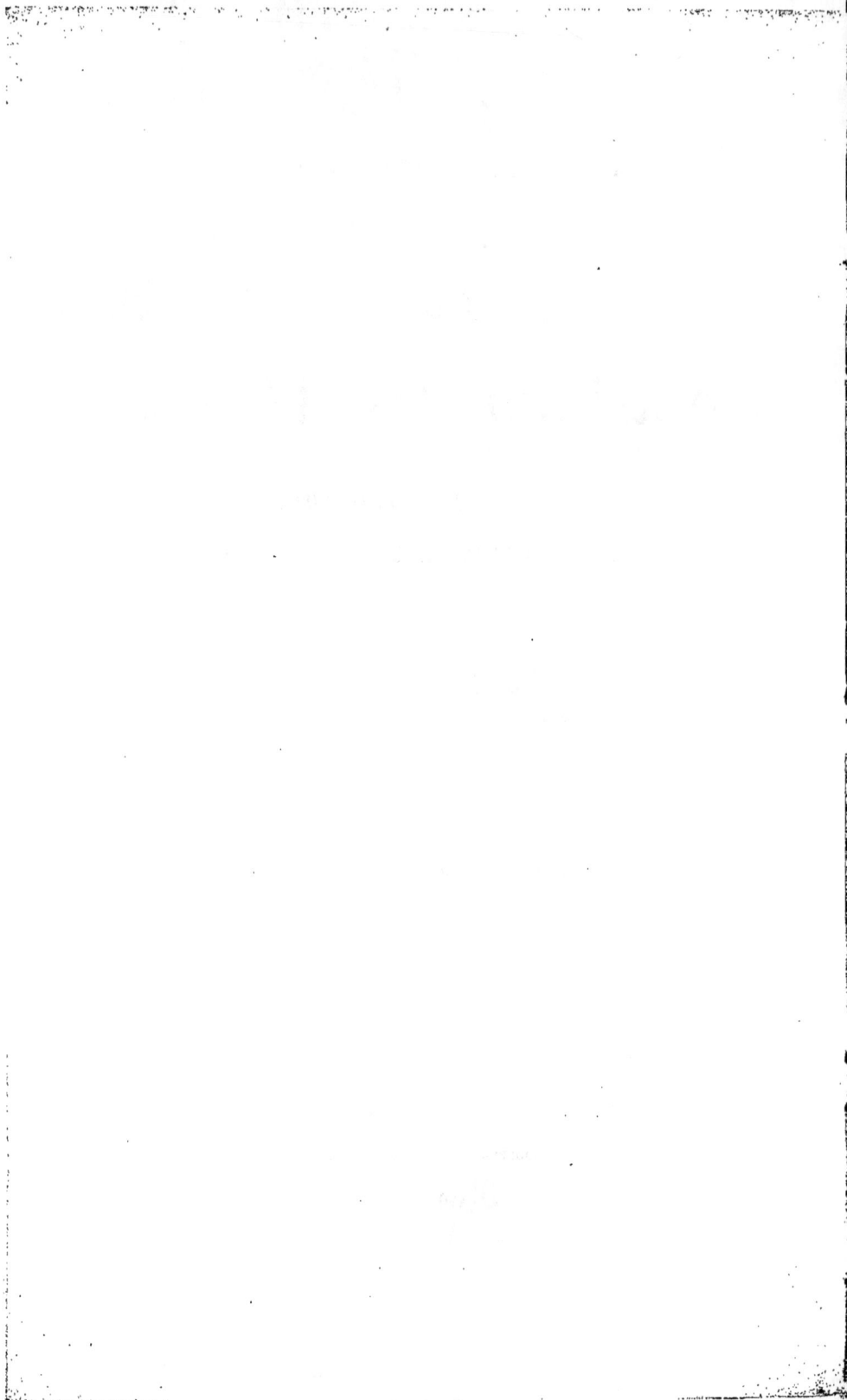

PATHOLOGIE COLONIALE

LA CONDITION DES ALIÉNÉS

DANS LES COLONIES FRANÇAISES
ANGLAISES ET NÉERLANDAISES D'EXTRÊME-ORIENT

L'aliénation mentale, qui fait d'assez nombreuses victimes parmi les indigènes de l'Union indo-chinoise, n'a pas, jusqu'ici, attiré l'attention de l'Administration française.

A la vérité, l'urgence d'une protection effective organisée en faveur des aliénés ne se faisait pas sentir ; car, en Extrême-Orient, comme dans l'Orient proche, les fous ne sont l'objet d'aucuns sévices. Cependant, il serait bon qu'on en prît soin pour eux-mêmes d'abord, pour la population saine ensuite dont la personne et les biens sont à la merci d'un aliéné dangereux.

.

Au Laos, d'après les renseignements qui m'ont été fournis par M. Morin, commissaire du gouvernement, le fou n'est pas considéré comme un possédé, comme l'incarnation d'un *Pi'* ou génie malfaisant ; ce n'est pas non plus un saint qu'on vénère, un inspiré dont on sollicite les oracles pour connaître l'avenir : c'est tout simplement un malade. Et comme la population laotienne, à laquelle les conquérants hindous ont infusé du sang aryen, est très charitable, l'aliéné n'est pas persécuté.

S'il est inoffensif, on se contente de lui passer un grelot au cou pour faciliter la surveillance et de lui entraver les pieds avec une chaîne assez lourde pour l'empêcher de vaguer au loin. Si l'aliéné est agressif, il est privé de la liberté, mais seulement pendant les périodes d'agitation. Sur la place du village, ou dans la forêt voisine, on monte sur quatre pilotis, hauts de 2 mètres environ, une cage cubique dont les six faces sont garnies de solides barreaux en bois.

L'aliéné, introduit dans cette prison aérienne, y est fort mal à l'aise; il ne peut se mouvoir ni se tenir debout, car sa demeure, comme les « fillettes » du roi Louis XI, n'a pas plus de 1 m. 50 de côté [1]. Il est évident que ce mode de contention ne laisse pas à la disposition de l'agité un espace suffisant.

*
* *

Au Siam, État jaune voisin de l'Indo-Chine française, la situation des aliénés est à peu près la même que chez nous. Cependant, il existe à Bangkok, la capitale, un asile d'aliénés. Cet établissement qui n'est nullement adapté à sa destination présente, car il occupe un ancien yamen

---

1. La cage que je viens de décrire est celle qui existait, au printemps de l'année 1900, sur la place d'un petit village du Haut-Laos.

chinois, contient une centaine de délirants. Ils vivent en commun dans des salles assez vastes dont les portes, grillées et cadenassées, ne s'ouvrent jamais. Plusieurs de ces malheureux sont atteints de béribéri à forme œdémateuse.

Les aliénés sont amenés à l'asile soit par leur famille, soit par des agents de police. Avant d'être séquestrés, ils sont présentés, dit-on, au médecin siamois chargé de leur admission. Mais c'est une pure formalité qui ne donne aux intéressés aucune garantie sérieuse.

* *
* *

Mais nous voici arrivés en Birmanie, colonie anglaise. Ici, les établissements d'assistance sont largement dotés et les fous ont un abri, sinon luxueux, du moins convenable. A Rangoon, capitale de la Basse-Birmanie, le manicome se compose d'une série de pavillons en bois, élevés sur pilotis, contenant chacun une douzaine de malades réunis dans une salle commune. Les parois sont entièrement nues, et il n'y a pas un seul meuble dans la pièce, pas même un lit de camp. Quand les aliénés veulent dormir, ils se couchent sur le plancher et reposent leurs têtes sur des traverses de bois clouées de distance en distance.

Le trousseau de chaque malade se réduit à un petit carré de toile qui lui sert de taie d'oreiller et à une couverture de coton. Peut-être un Européen trouverait-il cette literie trop sommaire ; mais l'indigène est accoutumé à coucher à la dure, sur une simple natte. D'ailleurs la chaleur accablante qui règne en toute saison sous cette

latitude, la nuit comme le jour, oblige l'homme
à vivre et à dormir à demi-nu.

Chaque matin, les salles sont lavées à grande
eau, ce qui est facile en l'absence de tout mobi-
lier. La propreté est minutieuse. Le petit réduit
où est installé la chaise percée, commune à tous
les aliénés d'un pavillon, n'exhale aucune odeur.

Les agités sont logés dans des bâtiments en
maçonnerie. Les cellules, qui ont 3 mètres de
côté environ, regardent sur un corridor central
dont elles ne sont séparées que par une grille.
Le sol et les murs sont recouverts de ciment.
A chaque loge est annexé un diverticule, muni
d'une chaise percée.

Un pavillon distinct est réservé aux fous crimi-
nels. Les fous furieux sont enfermés dans des
cabanons dont les murs ne sont pas capitonnés.
Il n'est jamais fait usage de la camisole de force,
ni d'autres moyens de contention.

Les aliénés européens occupent un quartier
spécial où ils sont répartis dans des loges séparées.

*   *
*

Singapour, capitale de la colonie anglaise des
Détroits, possède un « Lunactic asylum » que j'ai
visité sous la conduite de son directeur, M. Ellis.

Les pavillons où vivent les aliénés paisibles
sont élevés sur des plates-formes cimentées soute-
nues par des arcades basses. L'espace compris
entre les piliers en maçonnerie qui soutiennent
le toit n'est comblé que par des nattes ou des
voliges, de sorte que l'air extérieur filtre de
toutes parts. Les deux versants du toit sont

coupés de lacunes longitudinales par où s'échappe l'air vicié et surchauffé. Les latrines et les cabines de bain sont en dehors des salles. Elles sont d'une rigoureuse propreté. Les aliénés paisibles prennent leur repas dans des réfectoires en plein air, entourés de simples parois en treillage qui laissent le regard errer au loin. Tout le long du jour, ils se promènent à leur guise sous de vastes préaux couverts, à l'abri du soleil meurtrier.

Les agités sont isolés dans des cellules qui prennent jour directement sur l'extérieur. La paroi antérieure de chaque loge est toute en grille; les trois autres parois, sur une hauteur de 2 mètres, sont recouvertes de carreaux vernissés blancs ou polychromes de très élégante facture.

Un lit de planches situé très bas, à 20 centimètres du sol, occupe le fond de la loge.

Certains malades déchirent tout et maculent la muraille de leurs excréments. On les laisse en état de nudité complète; leur lit n'est garni d'aucune couverture, ce qui est sans inconvénient, car la température, sous l'Équateur, est toujours également chaude pendant tout le cours de l'année.

D'après M. Ellis, beaucoup de fous, après quelques mois de séjour à l'asile de Singapour sont atteints du béribéri. On les dirige sur un petit hôpital spécial, situé à quelque distance, pour prévenir l'extension de cette redoutable maladie.

*
* *

Il existe à Buitenzorg, non loin de Batavia, capitale de l'île de Java, un asile d'aliénés qui est le plus vaste des Indes-Néerlandaises. D'après M. Hoffmann, directeur de cet établissement, il

contient de 5 à 600 malades dont la moitié sont
des Européens et surtout des soldats internés
à la suite d'abus alcooliques.

Je n'insiste pas sur la disposition des bâtiments
réservés aux indigènes : ils sont massifs, sans
ventilation spéciale et de date assez ancienne. Le
quartier des Européens comprend plusieurs
classes et rappelle, par sa disposition, les asiles
privés des environs de Paris.

Ce qui mérite de fixer l'attention, c'est le
régime auquel sont soumis les aliénés dans cet
établissement. M. Hoffmann affirme qu'il n'a
jamais recours à aucun moyen de coercition.

Toutes les anciennes cellules ont été désaffec-
tées, à l'exception de deux qui sont réservées
pour les cas d'extrême urgence. Malgré l'applica-
tion intégrale du *No restraint*, il n'y aurait jamais
de suicide, de meurtre, ni même d'évasion,
et cependant l'asile n'est pas clos de murs. Le directeur a progressivement fait tomber toutes les
barrières, et actuellement c'est une grande colonie
agricole. Les pensionnaires exercent tous les
métiers utiles à la collectivité : les uns sont char-
rons, forgerons; d'autres se livrent à la culture
et font du riz en quantité suffisante pour nourrir
toute la population de l'asile. Il existe un manège
à décortiquer le grain actionné par une chute
d'eau, une vacherie et une plantation de café qui
rapporte, dit-on, 30.000 francs par an. En un
mot, l'asile couvrirait presque ses frais.

Les aliénés sont groupés en véritables villages.
Les cases sont en nattes. L'une d'elles sert d'in-
firmerie ; une autre reçoit les agités. M. Hoffmann
insiste sur ce fait que le *béribéri n'apparaît que
dans les pavillons en maçonnerie.*

En l'absence de statistiques, il est impossible
de dire si la folie est aussi fréquente en Extrême-
Orient qu'en Occident. Ce qui est certain, c'est
que les aliénés ne sont pas rares parmi les races
jaunes. Il semble qu'elles soient un terrain très
propice aux névroses. Les *inspirés*, les *invulnérables* sont légions. En quelques jours, ou quelques
heures même, un fanatique est capable de lever
une troupe de croyants prêts à le suivre où il
voudra et à exécuter aveuglément ses ordres.

Au début de l'occupation anglaise dans la Haute-
Birmanie, une petite troupe d'hommes armés de
bâtons marcha sur Mandalay. Elle s'était déjà
engagée sur le pont qui franchit le fossé de cette
place forte et, malgré les cris de la sentinelle elle
avançait toujours. L'alarme fut donnée, le poste
sortit et, après sommation, fit une décharge
presque à bout portant. Le chef des illuminés et la
moitié de ses fidèles tombèrent frappés à mort.
Les autres restaient muets d'étonnement, car ils
s'étaient crus invulnérables. De pareils actes de
folie collective ne sont pas très rares chez les
Annamites.

Il y a quelques années, un saint homme birman
voulut donner la preuve publique de son invulné-
rabilité. Un de ses disciples dont la foi était
ardente fut chargé de faire la démonstration. Il
n'y alla pas de main-morte et d'un coup de hache
il abattit le bras de son maître, à la profonde
stupéfaction de l'assistance qui attendait un
miracle.

Les Malais sont prédisposés à divers troubles nerveux, qui sont probablement des expressions de l'hystérie.

Ce qu'on appelle *courir un mok* est un état de folie furieuse, connue en Malaisie de temps immémorial ; le grand navigateur Cook en a donné une excellente description : « L'indigène en délire se précipite dans les rues une arme à la main tuant toutes les personnes qu'il rencontre jusqu'à ce qu'il soit tué lui-même ou arrêté. Nous en avons vu plusieurs pendant notre séjour à Batavia, et l'un des officiers chargés de saisir ces furieux nous dit qu'il se passait rarement une semaine sans que lui ou ses confrères fussent appelés pour en arrêter quelqu'un... On nous a dit que l'Indien qui court un muck est presque toujours réduit au désespoir par quelque outrage, et qu'il se venge d'abord sur ceux qui lui ont fait des injures. On nous apprit aussi que, quoique ces misérables courent les rues une arme à la main, écumant de rage, cependant ils ne tuent jamais que ceux qui tâchent de les arrêter, ou ceux qu'ils soupçonnent de ce dessein, et que ceux qui les laissent passer sont en sûreté. Ce sont ordinairement des esclaves qui, par conséquent, sont très exposés aux injustices et qui en obtiennent plus difficilement une réparation légale.

« Les hommes libres cependant se livrent quelquefois à cette extravagance, et un de ceux que nous vîmes était libre et assez riche. Il était jaloux de son propre frère qu'il massacra d'abord, ainsi que deux hommes qui voulurent lui faire résistance ; il ne sortit pas de sa maison ; il tâcha de s'y défendre quoique l'opium l'eût tellement privé de ses sens, que de trois fusils qu'il mit en

joue contre les officiers de la police, aucun n'était
ni chargé ni amorcé [1]. »

Les Malgaches, qui ont du sang malais dans les
veines, sont très sujets aux névroses. Certains
forcenés parcourent les villages en dansant une
sorte de tarentelle, jusqu'à ce qu'ils tombent
épuisés. Comme au moyen âge, en Occident,
l'épidémie se propage par l'imitation involontaire.

Il n'est donc pas douteux que les races de cou-
leur offrent une prédisposition manifeste à la
folie. Mais on ignore quelles sont les causes
toxiques ou infectieuses qui la font éclore. Les
Malais accusent le paludisme, mais cela sans
preuves. La syphilis, qui fournit à l'aliénation
mentale un fort contingent en Europe, ne peut
être mise en cause puisqu'elle n'aboutit pas chez
l'indigène à la paralysie générale. L'alcoolisme
qui peuple nos asiles d'aliénés est quantité négli-
geable dans la presqu'île indo-chinoise et à Java.
Il faut donc chercher d'autres causes provoca-
trices. L'opium, auquel l'indigène a pris goût au
contact du Chinois, est un stupéfiant qui en-
gourdit le cerveau; jamais il ne se traduit par un
délire violent de paroles et d'actions. Mais il y a
deux intoxications qui produisent une surexcitation cérébrale très marquée. La mastication des
fruits du *Datura stramonium* est une cause de
délire. L'habitude de fumer le *chanvre indien* est
également très nuisible. Le fumeur de *Haschich*
est volontiers querelleur et, quand la dose est
forte, il se livre aux pires excès, à l'incendie, au
meurtre, au suicide. Le délire est d'abord pas-

---

1. J. Cook. — « Voyage autour du monde (1768-1771).»

sager, mais quand l'usage est invétéré, la surexcitation dégénère en état chronique. Or, l'abus du Haschich est très répandu. Tous les gens de la basse classe, les coolies, les piroguiers, s'y adonnent dans certaines régions du Siam et du Laos. Mais c'est un vice de la canaille qu'on n'avoue pas volontiers. Peut-être la place qui revient à cette intoxication dans la genèse des troubles cérébraux est-elle importante.

Aussi bien il reste fort à faire pour démêler les causes de la folie en Extrême-Orient. J'ai voulu seulement poser la question. Je ne puis la résoudre, faute de données précises. Ce qui me paraît déjà acquis, c'est que les facteurs principaux qui engendrent l'aliénation mentale en Europe, n'interviennent pas chez les races indo-chinoises.

L'aptitude à la folie est à peu près la même pour tous les hommes, mais les causes déterminantes qui la font éclore sont fonctions du milieu social, du degré et du mode de civilisation. Elles varient donc à l'infini.

Paris. — L. MARETHEUX, imp., 1, rue Cassette. — 10896.

MASSON ET Cie, ÉDITEURS

LIBRAIRES DE L'ACADÉMIE DE MÉDECINE, 120, BOULEVARD SAINT-GERMAIN, PARIS

LA
PRESSE MÉDICALE

JOURNAL BI-HEBDOMADAIRE

Paraissant le Mercredi et le Samedi

Par numéros de 16 pages,
grand format, avec de nombreuses figures noires

RÉDACTION :

E. DE LAVARENNE, DIRECTEUR

SECRÉTARIAT :

P. DESFOSSES — J. DUMONT — R. ROMME

DIRECTION SCIENTIFIQUE :

F. DE LAPERSONNE
Professeur
de clinique ophtalmologique
de l'Hôtel-Dieu.

E. BONNAIRE
Professeur agrégé,
Accoucheur de l'hôpital Lariboisière.

E. DE LAVARENNE
Médecin
des eaux de Luchon.

L. LANDOUZY
Professeur de clinique médicale
à l'hôpital Laënnec,
Membre
de l'Académie de médecine.

M. LETULLE
Professeur agrégé,
Médecin de l'hôpital Boucicaut.

J.-L. FAURE
Professeur agrégé,
Chirurgien de l'hôpital Trousseau.

H. ROGER
Professeur de Pathologie expérimentale,
Médecin de l'hôpital de la Charité.

M. LERMOYEZ
Médecin de l'hôpital Saint-Antoine.

F. JAYLE
Chef de clinique gynécol. à l'hôp. Broca.
Secrétaire de la Direction.

ABONNEMENTS :

Paris et Départements. . **10** fr. | Union postale . . . . . . **15** fr.
Les Abonnements partent du commencement de chaque mois.

Le Numéro : Paris, 10 cent. Départements et Étranger, 15 cent.

A LA MEME LIBRAIRIE

Paris. — L. Maretheux, imprimeur, 1, rue Cassette.

www.ingramcontent.com/pod-product-compliance
Lightning Source LLC
Chambersburg PA
CBHW070809220326
41520CB00053B/6232